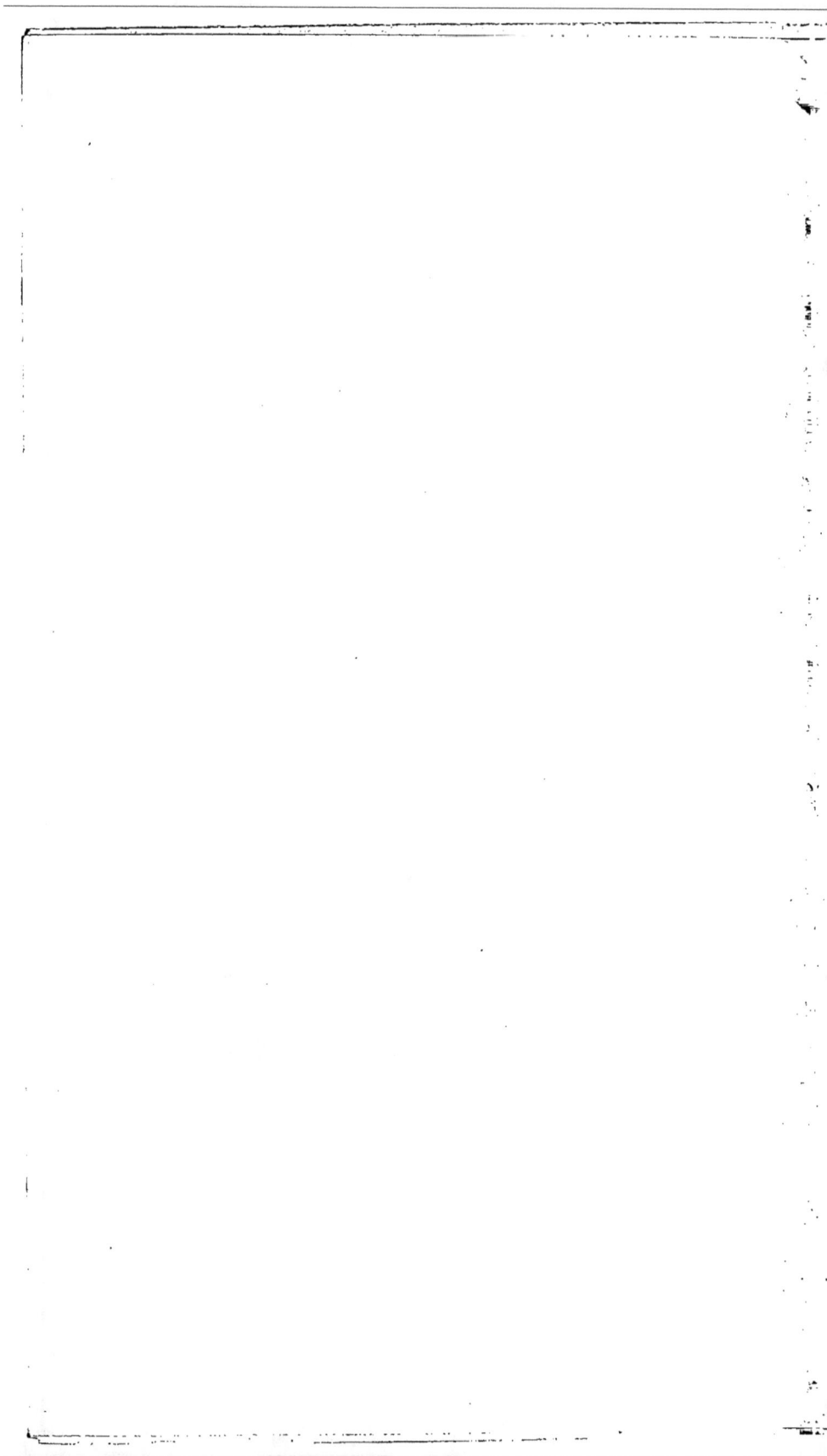

République Française

MAIRIE DE LA VILLE D'ANNECY

RÈGLEMENT SANITAIRE

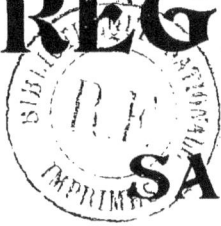

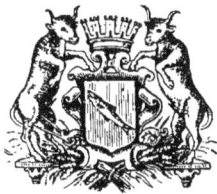

IMPRIMERIE COMMERCIALE D'ANNECY

RUE SAINT-MAURICE

1912

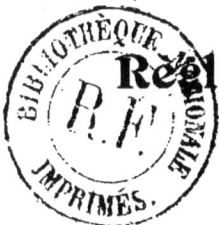

Règlement sanitaire

———=◈=———

Le Maire de la ville d'Annecy, Officier de l'Instruction publique,

Vu la loi du 15 février 1902 sur la santé publique ;

Vu les décrets, circulaires et règlements relatifs à l'exécution de cette loi ;

Vu les délibérations du Conseil municipal, en date des 6 et 7 janvier 1904, 19 juin 1908 et 27 juillet 1911 ;

Vu les arrêtés du 14 janvier 1905, approuvé le 27 même mois, et 28 juillet 1911, approuvé le 19 décembre suivant ;

Vu la loi du 5 avril 1884 ;

Vu les avis du Conseil départemental d'hygiène ;

ARRÊTE :

(a) PARTIE URBAINE DE LA COMMUNE.

TITRE I

Règles générales de salubrité des habitations.

ARTICLE 1er. — Les habitations seront aérées et éclairées largement. Leurs revêtements intérieurs seront maintenus en état de propreté parfaite. Elles seront munies de moyens d'évacuation des eaux pluviales, des eaux ménagères et des matières usées.

Pièces destinées à l'habitation.

ART. 2. — Toute pièce pouvant servir d'habitation, soit de jour, soit de nuit, c'est-à-dire toute pièce à laquelle le séjour peut être habituel de jour ou de nuit aura une capacité d'au moins 25 mètres cubes.

Les pièces seront aérées et éclairées directement sur rue ou sur cour par une ou plusieurs baies. L'ensemble de celles-ci présentera une surface d'au moins deux mètres carrés, et dans tous les cas égale en mètres carrés au quotient de la capacité exprimée en mètres cubes par le nombre trente.

L'espace occupé par les alcôves entrera, pour chaque pièce, dans le calcul des surfaces des baies ou ouvertures. Les jours de souffrance ne pourront jamais être considérés comme baies d'aération.

Caves.

ART. 3. — Les caves ne pourront servir à l'habitation de jour et de nuit. Elles seront toujours ventilées par des soupiraux communiquant avec l'air extérieur.

— Il est interdit d'ouvrir une porte ou une trappe de communication avec une cave, dans une pièce destinée à l'habitation de nuit.

Sous-sols.

ART. 4. — Les sous-sols, destinés à l'habitation de jour, auront chacune de leurs pièces aérée et éclairée au moyen de baies ouvrant sur rue ou sur cour et ayant les dimensions indiquées à l'art. 2. Leur hauteur, sous plafond, devra être au moins de 2 mètres 50 centimètres.

L'habitation de nuit est interdite dans les sous-sols.

Rez-de-chaussée et étages.

ART. 5. — Tout bâtiment destiné à servir d'habitation devra être établi, soit sur caves ou sous-sols, soit sur un espace vide sous le rez-de-chaussée, d'au moins 50 centimètres de hauteur et convenablement ventilé, soit, à défaut, sur une aire imperméable au-dessous du rez-de-chaussée, mais en contre-haut du sol extérieur

Lorsque l'immeuble sera adossé à un terre-plein, et lorsqu'en raison, soit de la pente de la rue, soit de toute autre cause, il y aura impossibilité matérielle d'établir le sol intérieur en contre-haut du sol extérieur, des ouvrages imperméables seront établis, soit verticalement, soit autrement, mais de manière à interposer une couche isolante entre la terre et les parois intérieures du local.

Dans les bâtiments, de quelque nature qu'ils soient, destinés à l'habitation de jour ou de nuit, la hauteur des pièces ne sera pas inférieure aux dimensions suivantes, mesurées sous plafond : trois mètres pour le rez-de-chaussée et l'étage immédiatement au-dessus, 2 mètres 80 centimètres pour les autres étages.

Par dérogation aux dispositions qui précèdent, les magasins du rez-de-chaussée ayant une hauteur de 5 mètres au minimum pourront être divisés par un faux-entresol qui sera soumis aux prescriptions de l'article 2 et à la condition que celui-ci soit exclusivement affecté au service de ces magasins.

ART. 6. — Dans les combles, la hauteur minima de 2 mètres 80 centimètres sera mesurée à la partie la plus haute du rempant. Toute chambre lambrissée aura une surface de plafond horizontal d'au moins 4 mètres carrés. La partie lambrissée comprendra une épaisseur ou un choix de matériaux protégeant autant que possible l'occupant contre les variations atmosphériques.

Hauteur des maisons.

ART. 7. — La hauteur des bâtiments bordant les voies publiques est déterminée par la largeur légale de ces voies pour les bâtiments bien alignés ou hors d'alignement et par la largeur effective pour les bâtiments en saillie sur l'alignement.

La largeur légale des voies publiques est celle du plan d'alignement.

La hauteur mesurée du trottoir ou du revers pavé au pied de la façade du bâtiment ne peut excéder, y compris les entablements, attiques et toutes constructions à plomb de face, savoir :

Pour toutes les rues, chemins, voies et places quelconques, 8 mètres augmentés d'une dimension égale aux 2/3 de la largeur de la rue.

Ex. : Voie de 6 m... $8 + \left(\dfrac{6}{3} \times 2 \right) = 12$ mètres

— $\quad$ 12 m... $8 + \left(\dfrac{12}{3} \times 2 \right) = 16$ —

— $\quad$ 15 m... $8 + \left(\dfrac{15}{3} \times 2 \right) = 18$ —

De plus, la hauteur du faîtage au comble sera réglementée de la façon suivante :

Toute toiture sera renfermée dans un quart de cercle de six mètres de rayon tangent à la verticale de la façade à son point supérieur et continué par une horizontale.

(Délibération du Conseil municipal du 19 juin 1908, approuvée par M. le Préfet le 23 octobre suivant.)

Les hauteurs des bâtiments établis sur cours, voies privées, passages, impasses, cités ou autres espaces intérieurs, seront déterminées d'après la largeur de ces voies ou espaces conformément aux règles fixées à l'article pour les bâtiments en bordure de voie publique.

Lorsque les voies sont en pente, la façade des bâtiments en bordure sera divisée par le calcul de la hauteur en sections ne pouvant dépasser 20 mètres. La cote de hauteur de chaque section sera prise au point milieu de chacune d'elles.

Tout bâtiment situé à l'angle de deux rues d'inégales largeurs peut être élevé sur la voie la plus étroite jusqu'à la hauteur fixée pour les plus larges, à condition que cette surélévation ne s'étende pas sur la voie étroite sur une longueur supérieure à deux fois la largeur de cette rue. Toutefois, la surélévation pourra s'étendre jusqu'à la limite de la propriété, si celle-ci ne dépasse pas de plus de cinq mètres le double de la largeur de la rue étroite. Pour les bâtiments autres que ceux dont il est parlé à l'article précédent et qui occupent tout l'espace compris entre deux voies d'inégales largeurs ou de niveaux différents, chacune des façades ne peut dépasser la hauteur fixée en raison de la largeur ou du niveau de la voie publique sur laquelle elle est située. Toutefois, lorsque la plus grande distance entre les deux façades d'un même bâtiment n'excède pas 15 mètres, la façade bordant la voie publique la moins large ou du niveau plus bas peut être élevée à la hauteur fixée pour la voie la plus large ou du niveau le plus élevé.

Cours et courettes.

ART. 8. — Les cours sur lesquelles prennent jour et air des pièces pouvant servir à l'habitation, soit de jour, soit de nuit, auront une surface d'au moins 25 mètres carrés avec des vues directes, dans l'axe des ouvertures, d'au moins 4 mètres.

Avec une surface moindre de 25 mètres, mais ne pouvant jamais descendre au-dessous de 4 mètres, les cours serviront exclusivement à aérer des cabinets d'aisances ; la vue directe prise dans l'axe de chaque baie ne sera pas inférieure à 1 mètre 60 centimètres.

Il est interdit de placer des combles vitrés au-dessus des cours et des courettes, à moins qu'il ne soit établi à la partie supérieure de ces cours et courettes, ainsi qu'à leur partie inférieure, des prises d'air constamment ouvertes d'une surface suffisante pour assurer une ventilation efficace dans toute la hauteur.

Escaliers.

ART. 9. — Les escaliers en commun et les allées non fermées seront convenablement éclairés et ventilés dans toutes leurs parties, et auront vue soit sur la rue soit sur une cour ; ils devront être éclairés dès la chute du jour jusqu'à onze heures du soir.

Exception est faite pour les allées fermées à clef dès la chute du jour.

Chauffage.

ART. 10. — Dans toute pièce habitable contenant une cheminée, celle-ci sera pourvue d'une prise d'air d'amenée de l'air extérieur.

Les fourneaux de cuisine fixes ou mobiles, brûlant du bois, du charbon, du coke, du gaz ou des combustibles liquides seront surmontés d'une hotte raccordée sur un conduit de fumée Dans le cas contraire, ils devront être efficacement ventilés. Les clefs destinées à régler le tirage de ces conduits de fumée ne pourront jamais être installées de façon à fermer complètement la section de ces conduits.

Les tuyaux de fumée s'élèveront à 40 centimètres au moins au-dessus de la partie la plus élevée de la construction.

Les prises d'air des calorifères ne pourront se faire qu'à l'extérieur.

Les appareils de chauffage seront construits et installés de telle sorte qu'il ne s'en dégage, à l'intérieur des pièces habitables, ni fumée, ni aucun gaz pouvant compromettre la santé des habitants.

Alimentation d'eau.

ART. 11. — Les maisons à construire en bordure des rues parcourues par une canalisation d'eau potable, lui seront reliées par un branchement spécial ; celui-ci desservira les différents étages.

Tout appareil de puisage ou de prise d'eau sera

établi de telle sorte qu'il ne devienne une cause d'humidité pour la construction.

Les réservoirs d'eau potable auront leurs parois formées de matières qui ne puissent pas être altérées par les eaux. Le plomb en sera exclu.

Ils seront hermétiquement clos à leur partie supérieure de façon que les poussières, les liquides ou toutes autres matières étrangères n'y puissent pénétrer. Néanmoins, l'aération en sera assurée.

Le fond sera établi en forme de cône renversé et la partie inférieure sera munie d'un robinet de nettoyage.

Ils seront soustraits au rayonnement solaire et éloignés des conduits d'évacuation des eaux ménagères et des matières usées.

Les puits ne pourront être utilisés pour la fourniture de l'eau potable qu'après autorisation de l'Administration municipale qui, au vu des analyses fournies chaque année par les propriétaires, s'assurera de la salubrité de l'eau et de l'isolement absolu des puits, par rapport aux cabinets d'aisances, fosses à fumiers, dépôts d'immondices, etc..

Les parois des puits seront étanches. Ils seront fermés à leur orifice et protégés contre toute infiltration d'eaux superficielles par l'établissement d'une aire bétonnée d'un diamètre supérieur à celui du puits, hermétiquement rejointe aux parois de celui-ci, et légèrement inclinée du centre vers la périphérie.

Les puits seront tenus en état constant de propreté. Il sera procédé, en outre, à leur nettoyage et à leur désinfection sur injonction du Maire, après avis conforme de l'Autorité sanitaire, dans les conditions prévues à l'art. 12 de la loi du 15 février 1902.

Dans les maisons où il y aura à la fois des prises d'eau potable et non potable ou des puits d'eau non potable, les prises et les puits d'eau non potable seront munis d'un écriteau d'un modèle arrêté par la Municipalité et portant la mention : *Eau non potable*.

Si l'analyse bactériologique démontrait l'insalubrité d'un de ces puits, la fermeture définitive en sera la conséquence. Cette fermeture entraînera l'obligation de le combler jusqu'au niveau de sol.

Evacuation des eaux pluviales.

ART. 12. — Des cheneaux et gouttières étanches de dimensions appropriées, recevront les eaux pluviales à la partie basse des couvertures, de façon à les diriger rapidement sans stagnation vers les orifices des tuyaux de descente.

Il est interdit de projeter des eaux usées de quelque nature qu'elles soient dans les cheneaux et gouttières.

Toute construction, dans une rue pourvue d'égout de ruissellement devra être disposée de manière à conduire au dit égout les eaux pluviales.

Le sol des cours et courettes sera revêtu en matériaux imperméables avec des pentes convenablement réglées pour diriger les eaux pluviales sur les canalisations conduisant à l'égout de ruissellement.

A chaque changement de direction ou de pente, il sera ménagé une tubulure pour regard de visite facilement accessible.

La projection des corps solides, débris de cuisine, vaisselle, etc..., dans les conduites d'eaux pluviales est formellement interdite.

Evacuation des matières usées.

§ Iᵉʳ. — *Immeubles desservis par le réseau d'égouts.*

ART. 13. — Dans toute maison, il y aura, pour chaque appartement comportant une cuisine, un évier destiné à l'évacuation des eaux ménagères.

Dans toute maison, il y aura, par appartement, qu'elle qu'en soit l'importance, un cabinet d'aisances, avec poste d'eau, installé dans un local éclairé et aéré directement, soit sur cour ou sur courette, soit sur rue.

Il sera établi également et dans les mêmes conditions, pour le service des pièces habitables louées isolément ou par groupe de deux, un cabinet d'aisances. Ce cabinet commun sera fermé à clef et chaque locataire disposera d'une clef.

Tout café ou débit de boissons devra, à proximité, être pourvu d'un cabinet d'aisances.

Les cabinets d'aisances auront leurs parois revêtues de parements lisses et imperméables, susceptibles d'être facilement lavées ou blanchies à la chaux. Le sol sera également imperméable. Ils seront suffisamment éclairés et aérés ; leur baie d'aération sera établie de telle sorte qu'elle puisse rester ouverte en permanence.

Les cabinets d'aisances installés dans les maisons ne communiqueront directement, ni avec les chambres à coucher ni avec les cuisines.

Tous les cabinets d'aisances seront munis d'une cuvette en porcelaine ou en grais vernissé qui recevra à chaque évacuation la quantité d'eau nécessaire pour produire une chasse qui assure le lavage complet des appareils et l'entraînement rapide des matières jusqu'à l'égout public. Les tuyaux d'évacuation des cuvettes seront fermés hydrauliquement de manière à supprimer toute communication avec les tuyaux de descente, et les siphons seront remplis d'eau propre.

Tous les immeubles construits sur les terrains bordant les rues où passe une conduite du système séparatif, devront obligatoirement être reliés à cette conduite; tous les cabinets d'aisances devront être munis d'appareils à siphon avec chasse automatique de l'un des modèles prescrits par la Ville (1) et toutes les fosses d'aisances seront supprimées dans un délai de six mois à partir de la mise en service des égouts qui, dans chaque rue, sera annoncée au public huit jours à l'avance.

Les chutes des cabinets d'aisances, avec leurs branchements, ne pourront être placées sous un angle supérieur à 45° avec la verticale. Ces tuyaux ne pourront avoir un diamètre inférieur à dix centimètres, ni supérieur à seize centimètres.

La projection dans les tuyaux des chutes de corps quelconques capables de les obstruer est formellement interdite.

Il sera établi, parallèlement au tuyau de chute, un tuyau d'évent. Le tuyau d'évent, ainsi que les tuyaux de chute, seront prolongés au-dessus des parties les plus élevées de la construction, ainsi que des constructions contiguës.

Les éviers, lavabos, postes d'eau, vidoirs, bains, etc..., seront pourvus d'une occlusion hermétique.

Tous ouvrages appelés à conduire ou à recevoir des matières usées, tels qu'égouts, conduites, etc., auront leurs revêtements lisses et imperméables.

Les dimensions seront proportionnées au volume des matières ou liquides qu'ils reçoivent.

Les communications avec l'extérieur seront établies de telle sorte qu'aucun reflux de liquides ou de gaz nocifs ne puissent se produire dans l'intérieur des habitations.

Tous les branchements seront pourvus à l'entrée des

_____

(1) Sont adoptés tous les appareils à siphon.

habitations d'un obturateur hydraulique avec regard de visite.

Les fosses, caveaux, puisards, etc... rendus inutiles par suite de l'application de l'écoulement direct à l'égout, seront vidangés et désinfectés.

Entretien des habitations.

ART. 14. — Les façades sur rue, sur cour ou courette seront maintenues en état de propreté, ainsi que le sol des cours et courettes.

A cet effet, injonction pourra être faite de gratter, repeindre ou badigeonner les dites façades tous les dix ans, ou plus souvent si la nécessité en était formellement reconnue par l'Administration municipale.

Le blanchiment partiel des façades est interdit, lors même que l'immeuble appartiendrait à plusieurs propriétaires.

Les parois des allées, vestibules, escaliers et couloirs à usage commun seront lessivées ou blanchies à la chaux au moins tous les cinq ans. Ce blanchiment ne pourra être fait partiellement.

Les murs, les plafonds et les boiseries des cabinets d'aisances à usage commun, seront lessivés ou blanchis à la chaux chaque année.

TITRE II.

Prophylaxie des maladies transmissibles.

ART. 15. — En vertu de l'article 4 de la loi du 15 février 1902, et conformément à l'article 1er du décret du 10 février 1903, les précautions ci-après devront être prises pour prévenir ou faire cesser les maladies transmissibles dont la déclaration est obligatoire.

ART. 16. — Les maîtres d'hôtels, aubergistes, logeurs, maîtres de pensions, directeurs d'institutions, supérieurs de communautés, etc., en un mot toutes personnes ayant la direction, à quel titre que ce soit, d'une collectivité autre que la famille, devront déclarer à la Mairie tout cas de maladie survenu dans leur établissement (sans être tenus de préciser la nature de la maladie) et le nom du médecin traitant.

ART. 17. — Tout malade atteint d'une maladie énumérée à l'art. 1er du décret précité, s'il habite dans un

logement collectif : hôpital, hospice, caserne, prison,
communauté, collège, pensionnat, maison de retraite
ou de refuge, orphelinat, patronage, internat, pension
de famille, hôtel, auberge, logement en garni, dans un
établissement quelconque où existent des dortoirs ou
chambres destinées à l'habitation commune de jour
ou de nuit, sera immédiatement isolé des autres habitants du même établissement et placé dans un local
absolument distinct ; les personnes qui lui donneront
des soins n'auront aucune communication avec les
autres habitants de l'établissement. Les délégués de la
Municipalité désignés pour ces fonctions auront le
droit de vérifier, à toute heure du jour, l'efficacité de
cet isolement et de prendre les mesures nécessaires
pour l'assurer.

Art. 18. — Pendant toute la durée de la maladie,
sont obligatoires les précautions suivantes :

Les crachats et déjections des malades seront jetés
dans les cabinets d'aisances après avoir été nettoyés,
pendant vingt-cinq minutes, dans une solution anti-
septique. Les linges des malades seront enfermés à
part, à défaut d'une enveloppe imperméable, dans un
sac de grosse toile, d'où ils ne seront tirés qu'après
avoir subi la désinfection prévue à l'art. 21.

Art. 19. — Les transports de malades seront, autant que possible, effectués dans une voiture spéciale
désinfectée après le voyage.

Dans le cas où, à défaut de voiture spéciale, il serait
fait usage d'une voiture publique ou privée, ce véhi-
cule devra être désinfecté immédiatement après le
transport, sous la responsabilité des ses propriétaire
et conducteur, qui pourront exiger un certificat de
désinfection.

Art. 20. — Il est interdit à toute personne atteinte
d'une des maladies transmissibles visées à l'art. 1er
du décret du 10 février 1903 de pénétrer dans une voiture affectée au transport en commun.

S'il s'agit de transport par chemin de fer, le chef
de gare devra être prévenu à l'avance pour permettre
l'application de l'art. 60 du règlement sur la police
des chemins de fer, modifié par le décret du 1er mars
1901.

Art. 21. — La désinfection est obligatoire pour les
locaux et objets qui ont été en contact avec le malade

pour les maladies numérotées à l'art. 1ᵉʳ du décret, de 1 à 14 inclus, facultative pour les autres.

La désinfection est pratiquée par le service départemental ou par des entreprises privées, dans ce dernier cas au choix et à la charge de l'occupant du local où a évolué la maladie.

Toute désinfection par une entreprise privée sera portée à la connaissance de la Mairie par une lettre, en indiquant la date et l'heure, et qui devra parvenir à la Mairie la veille du jour fixé pour la désinfection, cela pour permettre au besoin à l'Autorité municipale de s'assurer si les procédés mis en usage pour la désinfection sont suffisants.

ART. 22. — Il est interdit à tout individu atteint de variole, de scarlatine et d'érysipèle de sortir hors de la chambre où il est isolé, de louer des livres dans les cabinets de lectures publics, de recevoir des clients dans un bureau, cabinet, magasin ou boutique, de pénétrer dans un atelier tant que la désquamation de la peau n'est pas absolument complète.

La même interdiction est faite à tout individu atteint de la diphtérie tant qu'il y a du coryza ou de la toux.

Il est formellement interdit aux logeurs de faire coucher deux personnes dans le même lit, dans les chambres contenant plusieurs lits. Le matériel de literie devra être désinfecté au moins une fois l'an.

ART. 23. — Tout décès, quelle qu'en soit la cause, survenu avant minuit, sera déclaré au plus tard le lendemain à midi ; la déclaration sera accompagnée d'un certificat médical indiquant la cause de la mort.

Cette déclaration sera faite par les soins de l'occupant légal du local dans lequel a eu lieu le décès.

ART. 24. — Il est absolument interdit de balayer à sec les corridors, allées, escaliers et toutes les parties des maisons communes à plusieurs locataires ou s'ouvrant directement sur la voie publique ; le nettoyage sera pratiqué par l'essuyage avec un linge humide ou le balayage avec de la sciure de bois mouillée, de façon à supprimer absolument la souillure de l'atmosphère par les poussières.

Quand il sera nécessaire de pratiquer le nettoyage des murs ou plafonds, la destruction des toiles d'araignées, le râclage des poussières déposées sur les murs, le nettoyage du sol au linge humide suivra immédiatement.

Art. 25. — Il est absolument interdit de secouer des tapis par les fenêtres, soit sur les rues, soit sur les cours intérieures, soit dans les cages d'escaliers, à quelle heure que ce soit.

Le battage des tapis est autorisé, sauf les dimanches et jours fériés, sur le Champ-de-Mars, dans la partie la plus éloignée de la Ville, c'est-à-dire au nord-est de l'allée qui va de la Préfecture à la passerelle du Jardin public.

Art. 26. — Il est interdit de cracher sur le sol de tous les édifices municipaux et des établissements publics dépendant de l'Administration municipale. Des crachoirs apparents seront, dans tous ces établissements, mis à la disposition du public.

Art. 27. — Il est formellement recommandé aux boulangers, débitants, restaurateurs, pâtissiers, confiseurs, fabricants de limonade, eaux gazeuses et glace à rafraîchir de ne se servir que de l'eau de la Ville pour la confection de leurs produits ou le lavage de leurs ustensiles.

Ils seront responsables des conséquences possibles de l'infraction à cette recommandation expresse.

Art. 28 — L'arrosage direct des légumes avec les eaux de vidange est formellement interdit ; il en est de même la mise en vente des légumes arrosés par ce procédé.

TITRE III.

Dispositions générales.

Art. 29. — Les propriétaires des maisons déjà construites devront se conformer sans autre injonction, dans un délai de trois mois, aux prescriptions du présent règlement.

Toutefois, par exception, un délai d'un an leur est accordé pour se conformer aux dispositions concernant l'évacuation des eaux pluviales, des matières usées, des cabinets et fosses d'aisances. Ils devront se conformer aux prescriptions de l'art. 11 (alimentation d'eau) dès que la situation le permettra, ensuite d'une amenée d'eau par la Ville.

(b) PARTIE RURALE DE LA COMMUNE.

Habitations.

Art. 30. — Dans les constructions neuves, les parois construites en pierres, briques ou bois seront enduites ou tout au moins badigeonnées à l'intérieur à la chaux. Les constructions en pisé ne pourront être élevées que sur une fondation hourdée en chaux hydraulique jusqu'à 30 centimètres au-dessus du sol.

La couverture et la sous-couverture à paille des maisons, granges, écuries et étables sont interdites.

Le sol du rez-de-chaussée, s'il n'est pas établi sur cave, devra être surélevé de trente centimètres au moins au-dessus du niveau extérieur ; quand il repose immédiatement sur terre pleine, le dallage, le carrelage ou le parquet devra être placé sur une couche de béton imperméable. Le sol en terre battue est interdit.

Cuisine.

Art. 31. — La cuisine, pièce commune, doit être largement pourvue d'espace, d'air et de lumière.

Tout foyer de cuisine doit être placé sous une hotte munie d'un tuyau de fumée montant de 80 centimètres au moins au-dessus de la toiture.

La cuisine sera munie d'un évier.

Chambre à coucher.

Art. 32. — Toute pièce servant à l'habitation de jour et de nuit sera bien éclairée et ventilée. Elle sera haute au moins de 2 m. 60 sous plafond et d'une capacité d'au moins 25 mètres cubes. Les fenêtres ne mesureront pas moins d'un mètre et demi superficiel.

Les cheminées, fours et appareils quelconques de chauffage seront aménagés de façon à ce qu'il ne s'en dégage à l'intérieur de l'habitation ni fumée, ni gaz toxique et seront pourvus de tuyaux de fumée élevés de 80 centimètres au moins au-dessus de la toiture. Chaque foyer aura sa gaîne distincte, de manière que les cheminées n'aient aucune communication entre elles.

L'habitation de nuit est interdite dans les caves et sous-sols.

Eaux d'alimentation.

Art. 33. — Les sources seront captées soigneusement et couvertes.

Les puits seront fermés à leur orifice ou garantis par une couverture surélevée. Leur paroi de pierre ou brique sera hourdée en mortier de chaux hydraulique ou de ciment Elle devra surmonter le sol de 50 centimètres au moins et être couverte d'une margelle en pierre dure.

Les puits seront protégés contre toute infiltration d'eaux superficielles par l'établissement d'une aire en maçonnerie bitumée ou cimentée large d'environ deux mètres, hermétiquement rejointe aux parois des puits et légèrement inclinée du centre vers la périphérie.

Ils seront placés à une distance convenable des fosses à fumier et à purin, des mares et des fosses d'aisances. L'eau sera puisée à l'aide d'une pompe ou avec un seau qui restera constamment fixé à la chaîne. Pour les puits dans lesquels l'eau sera puisée à l'aide d'un seau, la margelle aura au moins *un mètre* de hauteur.

Ils seront nettoyés ou comblés si l'Autorité sanitaire le juge nécessaire.

Les citernes destinées à recueillir l'eau de pluie seront étanches et voûtées. La voûte sera munie à son sommet d'une baie d'aérage ; on ne devra pratiquer aucune culture sur la voûte. Le niveau d'eau sera maintenu à une hauteur convenable par un trop-plein. Les citernes seront munies d'une pompe ou d'un robinet. Elles seront précédées d'un citerneau destiné à arrêter les corps étrangers, terre, gravier, etc..

Le plomb est exclu des réservoirs destinés à l'eau potable.

Écuries et étables.

ART. 34. — Le sol des écuries et étables devra être rendu imperméable dans la partie qui reçoit les urines ; celles-ci devront s'écouler par une rigole ayant une pente suffisante.

Les murs des écuries et étables seront blanchis à la chaux. La hauteur sous plafond des écuries destinées aux espèces chevaline et bovine sera au moins de 2 m. 50.

Elles seront bien aérées.

Celliers, pressoirs et cuvages.

ART. 35. — Les celliers, pressoirs et cuvages seront bien éclairés, ventilés et aérés.

Fosses à fumier et à purin.

Art. 36. — Les fumiers seront déposés sur un sol imperméable, entouré d'un rebord également imperméable.

Les fosses à purin possèderont des parois et un fonds étanches, betonnés et cimentés.

Les fosses à fumier et à purin seront placées à une distance convenable des habitations.

Les fosses à purin, dont l'insalubrité serait constatée par la commission sanitaire, seront supprimées.

Mares.

Art. 37. — La création de mares ne peut se faire sans autorisation spéciale.

Les mares et fossés à eau stagnantes seront éloignés des habitations Ils seront curés une fois par an, ou comblés s'ils sont nuisibles à la santé publique. Il est défendu d'étaler les vases provenant de ce curage auprès des habitations

Routoirs.

Art. 38. — Les routoirs agricoles ne seront jamais établis dans les abreuvoirs ou lavoirs. Ceux qui seraient une cause d'insalubrité pour les habitations seront supprimés.

Vidanges, gadoues, etc.

Art. 39. — Les dépôts de vidanges, gadoues, immondices, pailles, balles, feuilles sèches en putréfaction, marcs de raisin, sont interdits s'ils sont de nature à compromettre la santé publique. Il est également interdit de déverser les vidanges dans les cours d'eau.

Cabinets et fosses d'aisances.

Art. 40. — Les cabinets et fosses d'aisances seront établis à une distance convenable des sources, puits et citernes ; ils seront étanches.

Animaux morts.

Art. 41. — Il est interdit de jeter les animaux morts dans les mares, rivières, abreuvoirs, gouffres et bétoires ou de les enterrer au voisinage des habitations, des puits ou des abreuvoirs.

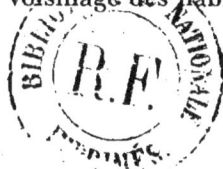

Maladies transmissibles.
Déclaration.

ART. 42. — Indépendamment de la déclaration imposée aux médecins par l'article 5 de la loi du 15 février 1902 pour les maladies transmissibles ou épidémiques, les hôteliers et logeurs sont tenus de signaler immédiatement à la Mairie tous les cas de maladie qui se produiraient dans leur établissement, ainsi que le nom du médecin qui aurait été appelé pour le soigner.

Isolement.

ART. 43. — Tout malade atteint d'une affection transmissible sera isolé autant que possible, de telle sorte qu'il ne puisse la propager par lui-même ou par les personnes appelées à le soigner.

Jusqu'à la disparition complète de tout danger de contagion, on ne laissera approcher du malade que les personnes qui le soignent. Celles-ci prendront toutes les précautions pour empêcher la propagation du mal.

Désinfection.

ART. 44. — Il est interdit de déverser aucune déjection (crachats, matières fécales, matières vomies, etc.) provenant d'un malade atteint d'une maladie transmissible, sur le sol des voies publiques ou privées, des cours, des jardins, sur les fumiers et dans les cours d'eau.

Ces déjections, recueillies dans des vases spéciaux, seront enterrées profondément, mais seulement après avoir été désinfectées à la chaux vive.

Pendant toute la durée d'une maladie transmissible, les objets à usage personnel du malade et des personnes qui l'assistent, de même que tous les objets contaminés ou souillés seront désinfectés.

Les linges et effets à usage contaminés ou souillés seront désinfectés avant d'être lavés et blanchis. L'immersion, pendant un quart d'heure, des linges dans l'eau en ébullition, constitue un bon procédé de désinfection.

Les locaux occupés par le malade seront désinfectés après sa guérison ou son décès.

Lorsque le malade sera guéri, il ne sortira qu'après avoir pris les précautions convenables de propreté et de désinfection. Les enfants ne pourront être réadmis à l'école qu'après un avis favorable du médecin traitant ou du médecin inspecteur de l'école.

Art. 45. — Toutes les dispositions des règlements antérieurs qui seraient contraires à celles contenues dans le présent arrêté sont abrogées.

Les contraventions aux prescriptions qui précèdent seront poursuivies conformément aux lois

Annecy, le 28 juillet 1911.

Le Maire,

J. BLANC.

Approuvé conformément à l'avis du Conseil départemental d'hygiène, en date du 19 décembre 1911.

Pour le Préfet et par délégation :

Le Secrétaire Général,

MATRAIRE.

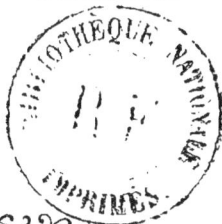

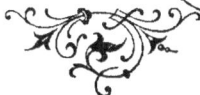

www.ingramcontent.com/pod-product-compliance
Lightning Source LLC
Chambersburg PA
CBHW060508200326
41520CB00017B/4960